DÉPÔT LÉGAL
Seine & Oise
№
1892

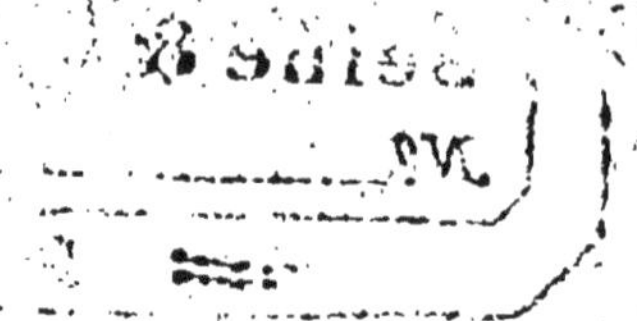

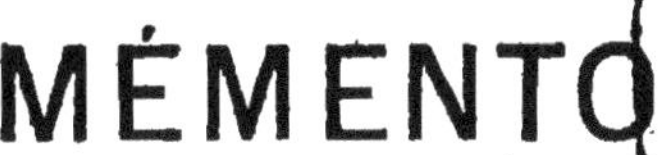

MÉMENTO D'HYGIÈNE

A L'USAGE

des élèves de l'enseignement primaire et de l'enseignement secondaire

PAR

Emile BOCQUILLON

GRANDES FONCTIONS DE LA VIE
MALADIES CONTAGIEUSES (la tuberculose)
CONSEILS PRATIQUES

OUVRAGE ILLUSTRÉ DE 39 FIGURES

DEUXIÈME ÉDITION

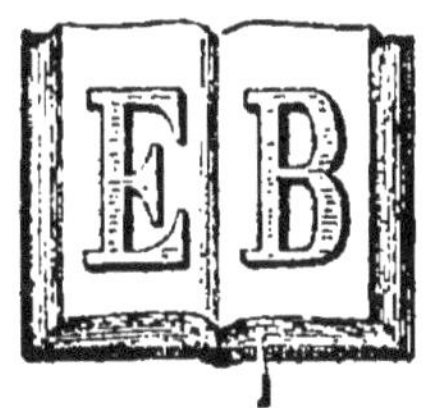

PARIS
LIBRAIRIE CLASSIQUE EUGÈNE BELIN
BELIN FRÈRES
RUE DE VAUGIRARD, 52

1903

TABLE DES MATIÈRES

PREMIÈRE PARTIE

Les grandes fonctions de la vie.

DEUXIÈME PARTIE

Les maladies contagieuses.

TROISIÈME PARTIE

Conseils pratiques.

SAINT-CLOUD. — IMPRIMERIE BELIN FRÈRES.

MÉMENTO D'HYGIÈNE

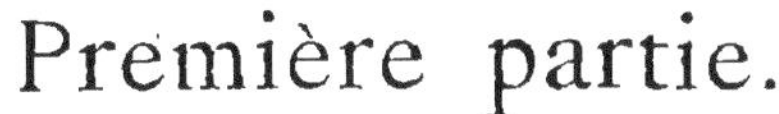

Première partie.

LES GRANDES FONCTIONS DE LA VIE

I. — Ce qu'on entend par hygiène.

L'**hygiène** est l'ensemble des règles à observer pour conserver une **bonne santé.**

L'homme ne peut être bien portant que si chacun de ses organes est en bon état et remplit bien sa fonction.

Il faut donc connaître les règles d'hygiène qui s'appliquent à chacun des organes, à chacune des grandes fonctions de la vie.

II. — Le squelette et les muscles.

Les os. — Les os sont composés d'une matière molle, cartilagineuse, et d'une matière pierreuse, le **phosphate** et le **carbonate de chaux.**

Dans le jeune âge, c'est la matière molle qui domine. Aussi est-il imprudent de faire marcher trop tôt les jeunes enfants : les os des jambes, encore cartilagineux, plient sous le poids du corps, et conservent, pour toujours, une forme courbée (jambes en cerceau).

Une mauvaise alimentation peut aussi produire, chez les enfants, le **rachitisme** ou déformation des os (*fig.* 1). Il suffit pour cela que les aliments soient insuffisants ou bien qu'ils soient, au contraire, trop substantiels pour l'âge des enfants[1].

1. Voy. p. 33 : Soins à donner aux enfants du premier âge.

Quand les enfants ont *habituellement* une **attitude vi-**

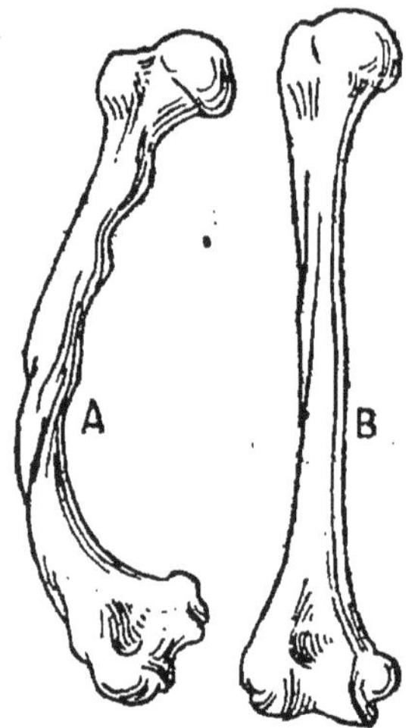

Fig. 1. — A, os d'enfant rachitique ; B, forme normale de l'os.

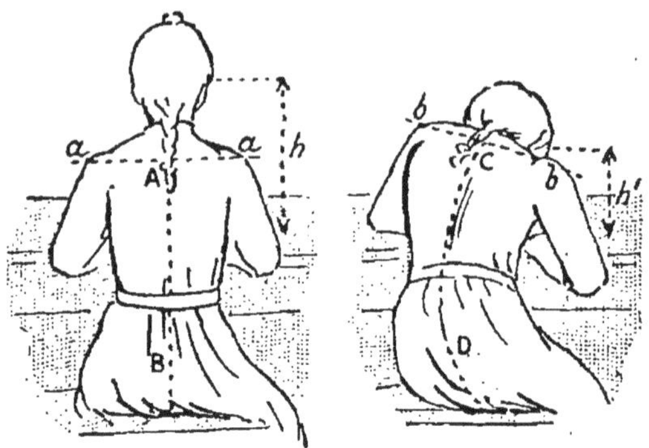

Fig. 2. — Bonne attitude de l'élève pour écrire : *aa*, épaules à la même hauteur ; AB, colonne vertébrale verticale ; *h*, distance normale de l'œil au cahier, assurant une bonne vue. Mauvaise attitude de l'élève pour écrire : *bb*, épaules inégales ; CD, colonne vertébrale arquée (scoliose) ; *h'*, distance trop courte de l'œil au cahier (myopie).

cieuse, en écrivant, par exemple, leurs os conservent pour toujours une direction mauvaise : de là des **déviations** de la colonne vertébrale, des os des épaules, etc. De là aussi la **myopie** (*fig.* 2).

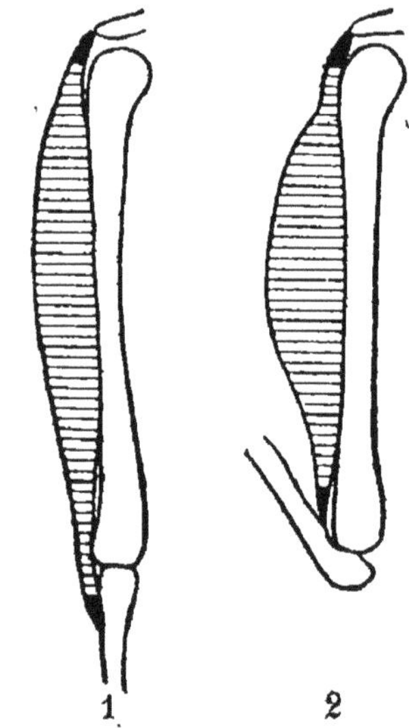

Fig. 3. — 1, muscle en repos ; 2, muscle contracté.

Chez les vieillards, c'est la partie pierreuse des os qui domine : aussi leurs os sont-ils très durs, mais aussi très **cassants**. Les chutes des vieillards sont donc particulièrement dangereuses.

Les muscles. — Les muscles sont la viande dans sa partie maigre, saignante. Ils permettent, par leur raccourcissement ou leur allongement, d'accomplir les **mouvements** (*fig.* 3).

Quand ils **travaillent** régulièrement sans excès, ils grossissent et deviennent plus **puissants**.

Quand, au contraire, ils restent longtemps **dans l'inaction,** ils diminuent de volume et deviennent plus **faibles.**

On peut donc dire de la force musculaire ce qu'on dit de l'outil de fer : *la rouille use plus que le travail.*

Le forgeron a les muscles des bras, des épaules et de la poitrine particulièrement puissants parce qu'il les fait travailler chaque jour.

Tous ceux qui veulent arriver à une grande force musculaire : coureurs, rameurs, cyclistes, boxeurs, lutteurs, etc., doivent se livrer chaque jour à l'exercice de leurs muscles. C'est ce qu'ils appellent *s'entraîner.*

L'entraînement exige une *nourriture substantielle* et l'*abstention absolue d'alcool.*

La **gymnastique** a pour but de développer tous les muscles du corps.

III. — La digestion.

La **digestion** a pour but de transformer les aliments en **sang.**

Les principaux organes de la digestion sont : les dents, les *glandes salivaires*, le *tube digestif*, l'*estomac*, l'*intestin grêle*, le *gros intestin*, le *foie*, le *pancréas* (*fig.* 4).

Les dents, aidées de la salive et de la langue, réduisent les aliments en bouillie. La **mastication** parfaite rend les aliments à demi liquides et les imprègne de salive. Il y a là non seulement un travail physique nécessaire, mais aussi un véritable commencement de digestion accompli par la salive.

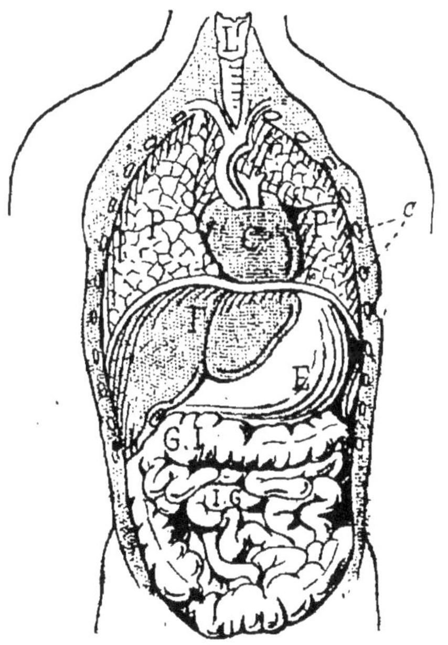

Fig. 4. — Ensemble des principaux organes de la digestion. L, larynx; P, poumons; C, cœur; F, foie; E, estomac; GI, gros intestin; IG, intestin grêle; c, côtes.

Par suite, il faut se garder de mâcher **trop hâti-**

vement. *Toute bouchée insuffisamment mâchée imposera à l'estomac un supplément de fatigue.*

Certaines maladies de l'estomac proviennent uniquement d'une mastication insuffisante, soit que cette dernière ait été trop rapidement faite, soit que l'état des dents laisse à désirer.

Une bouchée moyenne de viande et de pain demande à être mâchée environ *quatre-vingts fois*.

Les dents. — Les dents sont constituées par de l'*ivoire* recouvert d'une légère couche d'**émail** (*fig.* 5).

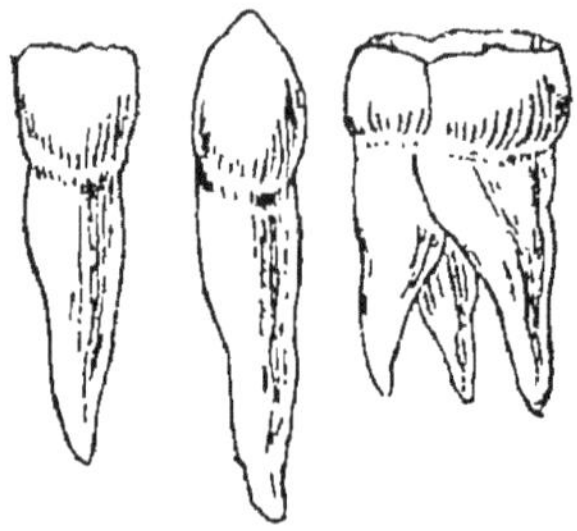

Fig. 5. — Différentes formes de dent : 1, incisives ; 2, canines ; 3, molaires.

Pour avoir de bonnes dents, il est nécessaire de prendre les précautions suivantes :

1. Eviter toute cassure de l'émail et, pour cela, s'abstenir de **briser** avec les dents tout corps dur : noix, noisette, sucre, etc.

2. Ne pas **refroidir** brusquement les dents. Ne pas boire de boisson froide, par exemple, immédiatement après avoir mangé une soupe chaude.

3. Nettoyer avec soin sa bouche après chaque repas, afin d'éviter le séjour de matières alimentaires entre les dents.

Après le **repas du soir,** les dents restent inactives toute la nuit. Pendant cette longue période de temps les matières alimentaires ont le temps de se corrompre et d'attaquer l'émail. C'est donc le soir surtout qu'il importe de nettoyer les dents.

Un excellent moyen consiste à se servir d'une **brosse** spéciale et simplement d'**eau** et de **savon blanc** de Marseille.

On ne brossera pas les dents *en travers*, ce qui les *déchausserait*, mais de **haut en bas** pour la mâchoire supérieure et de **bas en haut** pour la mâchoire inférieure.

Faute d'observer ces précautions, les dents peuvent **se carier.**

Un petit trou imperceptible se forme, puis s'agrandit et finit par envahir toute la dent, causant de cruelles souffrances (*fig.* 6).

Il faut, dès qu'on soupçonne une dent d'être en mauvais état, la faire examiner et soigner par un dentiste. Avoir de bonnes dents est précieux, et la dépense qu'on s'imposera pour les entretenir est compensée bien des fois par les bénéfices qui en résulteront pour la santé générale.

Quand la deuxième dentition commence à s'opérer, vers sept ou huit ans, il faut veiller à ce que les dents poussent à leur place et bien droit. Il est très facile, à ce moment, de faire corriger, par le dentiste, certains défauts qui, dans la suite, seraient presque incurables[1].

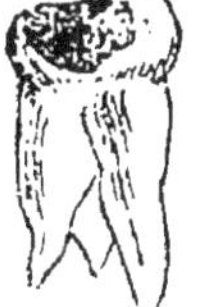

Fig. 6. Dent gâtée.

Les aliments. — Nous avons besoin de deux principales sortes d'aliments :

1° *Ceux qui renouvellent nos tissus usés.*

Ce sont :

a) Les **aliments azotés**, contenant de l'azote. Ex. : le blanc d'œuf, la viande maigre, les haricots, les lentilles, le pain, etc. ;

b) Les **sels**, qui se trouvent dans presque tous les aliments et les liquides. Les principaux sont le *carbonate* et le *phosphate de chaux*, le *sel de cuisine*, les *sels de fer*.

2° *Ceux qui servent surtout à produire la force et la chaleur.*

Ce sont :

a) Les **aliments féculents et sucrés.** Ex. : le sucre, la pomme de terre, les farines, etc. ;

b) Les **aliments gras**. Ex. : l'huile, la graisse, le beurre, etc.

Il y a des aliments **complets :** ce sont ceux qui contiennent les quatre catégories *a*, *b*, *c*, *d*. Ex. : le lait, l'œuf.

Un régime alimentaire bien compris doit être **complet,** c'est-à-dire qu'il doit comprendre les aliments réparateurs et les aliments producteurs de force et de chaleur. Il doit être aussi **varié,** c'est-à-dire qu'il faut changer, autant que possible, d'un repas à l'autre, les différentes espèces de viandes ou de légumes.

On doit tenir compte, dans son alimentation, des conditions dans lesquelles on vit.

Celui qui se livre à de violents exercices du corps a besoin

1. *Incurable*, qu'on ne peut guérir.

d'une plus grande quantité d'aliments que celui dont la profession est sédentaire[1].

L'homme des pays très froids se trouve bien d'absorber de fortes quantités d'*huile* ou de *graisse* qui le réchauffent et dont une faible quantité incommoderait l'habitant de l'équateur. Plus il fait froid, plus on a besoin d'aliments producteurs de chaleur. La nourriture variera donc aussi suivant la **saison.**

La durée moyenne de la digestion est d'environ **trois heures.**

Il faut, pendant ce temps, s'abstenir absolument de **bains** : un bain pourrait avoir des conséquences mortelles (congestion). Il faut aussi éviter les *exercices violents* et, au moins pendant la première heure, s'abstenir d'un *travail intellectuel* absorbant.

Tous les aliments ne se digèrent pas avec la même rapidité.

Ex. : Alors que l'œuf *cru* est digéré en deux heures, l'œuf *à la coque* demande trois heures, l'œuf *dur*, trois heures et demie. Le lait bouilli se digère en deux heures, le veau grillé en quatre heures. Le pain frais est d'une digestion beaucoup plus difficile que le **pain rassis.**

D'ailleurs, la durée et la facilité de la digestion de chaque aliment varie selon les individus et selon l'âge et l'état de santé de chaque personne. Chacun doit donc s'observer soi-même et savoir par expérience quels aliments sont pour son tempérament d'une digestion facile ou pénible.

Pour s'assurer un estomac robuste, il faut :

1° Ne pas manger **avec excès.** S'arrêter dès que l'appétit est rassasié;

2° Limiter la quantité totale de liquide absorbée par repas à *un ou deux verres* environ, couper son vin d'**eau, et s'abstenir de tout alcool;**

3° **Espacer** suffisamment ses repas (4 heures au moins entre chacun);

4° Ne manger ni boire **pendant la digestion.**

Une trop grande quantité habituelle d'aliments solides ou liquides peut donner lieu à la maladie appelée *dilatation d'estomac* (*fig.* 7).

---

1. *Profession sédentaire :* dans laquelle on reste chez soi, dans laquelle on a très peu de mouvement.

L'alcool ralentit la digestion, et son usage peut entraîner de terribles maladies d'estomac : la *gastrite* simple, puis la **gastrite ulcéreuse**, maladie mortelle. Il peut provoquer aussi la **cirrhose du foie.**

C'est l'estomac qui fabrique le sang qui devra reconstituer tous les autres organes, toutes les autres parties du corps. Aussi le mauvais état de l'estomac se répercute-t-il sur tout l'organisme, en même temps qu'il est cause de continuelles souffrances. On ne saurait trop ménager l'estomac dont le bon fonctionnement est si précieux.

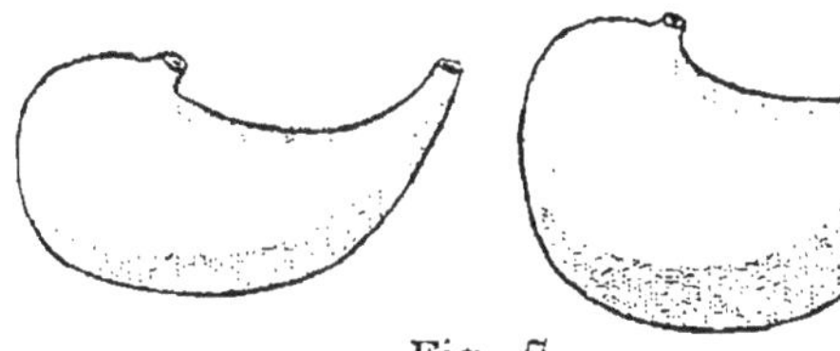

Fig. 7.
Volume normal de l'estomac. — Dilatation de l'stomac.

C'est à quoi ne songent pas toujours les enfants qui mangent souvent des bonbons ou des gâteaux, ou des fruits *verts* **entre les repas.** Ils se préparent bien des soucis pour leur santé future.

Il faut veiller à la **bonne qualité** des aliments, éviter avec soin les viandes *avariées* ou les viandes d'animaux malades (tuberculose); les **falsifications** d'aliments ou de boissons.

Les falsifications du lait sont très dangereuses pour les jeunes enfants.

On ne consommera que du *lait bouilli.*

Les déchets des aliments sont expulsés par le gros intestin. Cette fonction doit être régulièrement accomplie chaque jour : la *constipation* entraîne de graves altérations de la santé.

IV. — La circulation.

La **circulation** a pour but de distribuer le sang à toutes les parties du corps. Elle se fait au moyen du *cœur* et des *vaisseaux sanguins.*

Le sang est envoyé dans les *artères* et revient au cœur par les *veines.*

Les artères sont dures, résistantes; les veines sont molles.

Le retour du sang au cœur, dans les veines, est favorisé par des *valvules*, sortes de poches dont l'orifice est tourné vers le cœur (*fig.* 8). Par suite, le sang avance, mais ne peut reculer. C'est un phénomène analogue à celui-ci : quand les enfants mettent dans leur manche la fleur d'une certaine herbe, la pointe en haut, les piquants entravent tout mouvement de recul. On a beau secouer son bras dans n'importe quel sens, la plante avance.

Les valvules agissent un peu à la manière des piquants de l'herbe.

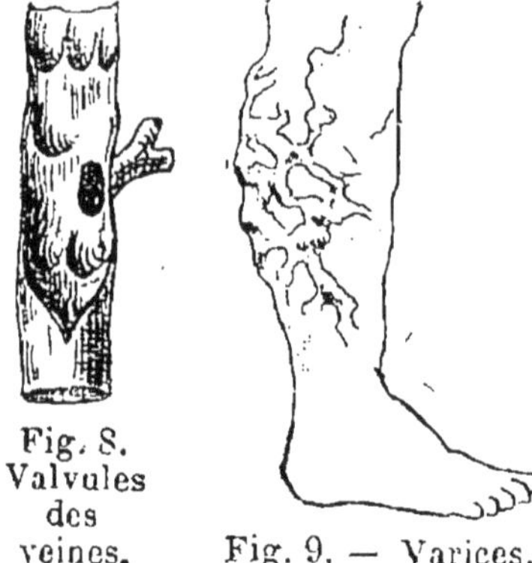

Fig. 8. Valvules des veines. Fig. 9. — Varices.

Il en résulte que l'**inaction**, la station verticale prolongée, comme aussi l'usage des jarretières qui compriment les veines, sont des causes de ralentissement dans la circulation et d'accumulation du sang dans les veines, notamment dans les veines des jambes. Il se produit alors des *varices* (*fig.* 9).

L'activité, les **exercices du corps**, favorisent la bonne circulation du sang.

Le sang. — Le sang est le liquide **nourricier** du corps : il se compose d'un liquide, le *plasma*, dans lequel se trouvent une innombrable quantité de **globules rouges** (*fig.* 10) et aussi des **globules blancs** (*fig.* 11). (Pour le rôle des globules blancs, voir page 19.)

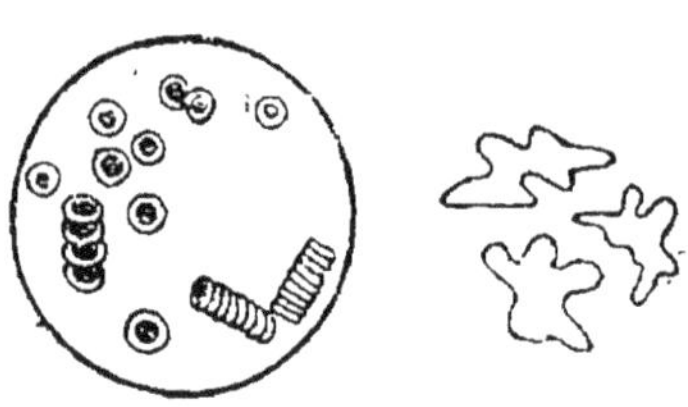

Fig. 10. Globules rouges du sang. Fig. 11. Globules blancs du sang.

Le corps contient environ 6 litres de sang.

On compte environ 5 millions de globules rouges par millimètre cube chez l'homme bien portant, mais ce nombre diminue quelquefois de moitié chez les **anémiques**.

L'anémie provient d'une **nourriture insuffisante,** ou du manque d'**air pur,** de **lumière du jour,** ou d'**exercice.**

C'est donc, par excellence, la **maladie des grandes villes** où les logements sont étroits, sombres, privés de soleil; où les professions sont presque toujours sédentaires.

L'anémique a une pâleur qui dénote la pauvreté de son sang.

Habiter la campagne, tel est le meilleur moyen d'éviter l'anémie qui ôte les forces et *prédispose aux maladies contagieuses*.

V. — La respiration.

La **respiration** a pour but :

1° De fournir au sang l'**oxygène** de l'air;

2° De débarrasser le sang de l'**acide carbonique** et de certains **déchets** [1].

Les organes de la respiration sont : les **fosses nasales**, le *pharynx*, le *larynx*, la *trachée-artère*, les **bronches**, les bronchioles ou petites bronches et les **vésicules pulmonaires** (*fig.* 12 et 13).

Le poumon est recouvert d'une double enveloppe appelée **plèvre** par laquelle il adhère à la *cage thoracique*.

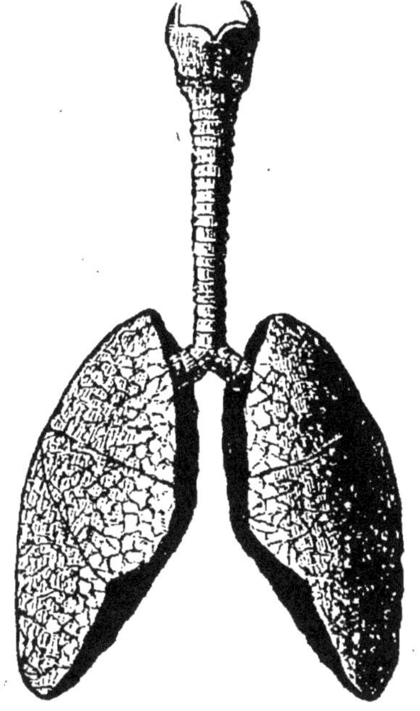

Fig. 12. — Organes de la respiration ; *a*, trachée-artère ; *b*, bronches ; *c*, poumon.

Le poumon des animaux est quelquefois appelé « *mou* » : ce tissu, léger et élastique, rempli de petits canaux d'air, craque sous les ciseaux quand on le coupe.

On doit respirer **par le nez** et non par la bouche, car le nez forme une sorte de *filtre* dans lequel s'arrêtent en partie les **poussières** et les **microbes** de l'air. Les fosses nasales sont humectées d'un liquide qui a des propriétés **antiseptiques** [2] (*fig.* 14).

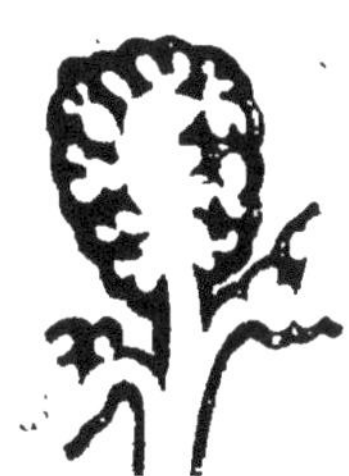

Fig. 13. Vésicules pulmonaires.

On a imaginé récemment des *masques respirateurs* destinés aux ouvriers qui sont obligés, par leur profession, de respirer un air contenant

1. *Déchets*, parties usées ou inutilisées, à rejeter.
2. *Antiseptiques*, qui peuvent tuer les microbes.

beaucoup de poussières. L'air ne peut ainsi pénétrer dans le poumon qu'après avoir traversé une couche d'ouate où il se débarrasse des corps étrangers (*fig.* 15).

Quand on est en sueur, il faut éviter avec soin les **courants d'air** et ne pas commettre l'imprudence de *boire froid*. Faute de ces précautions, on s'exposerait à un **refroidissement** qui peut avoir comme conséquences la **fluxion de poitrine** ou **pneumonie** (très grave inflammation des poumons), et la **pleurésie** (très grave inflammation de la plèvre).

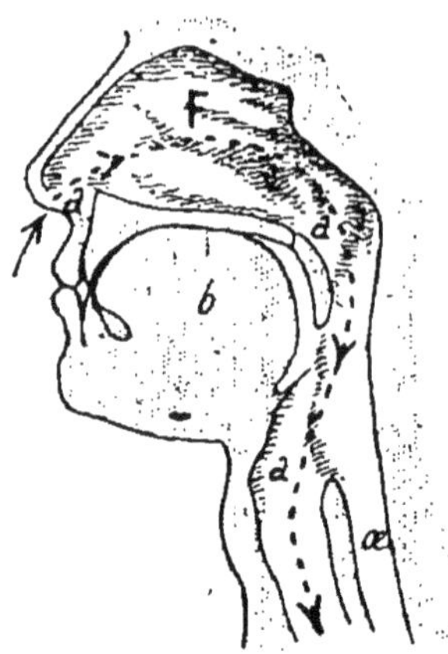

Fig. 14. — Fosses nasales et arrière-bouche. F, fosses nasales; *aaa*, trajet normal de l'air inspiré.

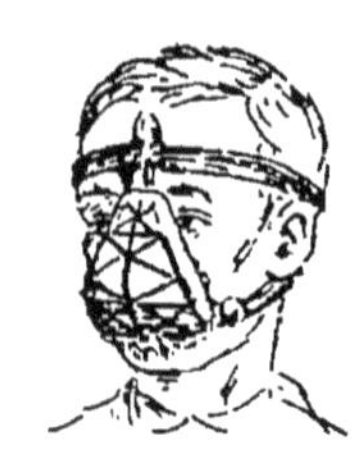

Fig. 15. — Masque protecteur contre les poussières (d'après le Dr Détourbe), utilisé dans les industries où l'on est exposé à respirer beaucoup de corps étrangers.

Les refroidissements peuvent causer des **rhumes** et des **bronchites** (inflammations de la trachée-artère et des bronches).

Presque toutes ces maladies des poumons sont **contagieuses.**

Tout **rhume** doit être soigneusement combattu dès son début. Quand un rhume dure plus de huit jours, il faut *consulter le médecin*. Le rhume négligé peut dégénérer en **bronchite** grave et en **tuberculose** des poumons[1].

Il faut éviter de tousser fort, il est nécessaire de retenir sa toux afin d'éviter les déchirures du fragile tissu pulmonaire.

L'air respirable. — Nous respirons environ quinze fois par minute, et à chaque fois, **un demi litre** d'air entre dans les poumons. Au bout d'une heure, c'est donc environ **un demi-mètre cube** d'air qui passe par les poumons. Mais cet air, en sortant des poumons, est **vicié**, c'est-à-dire

1. Voy. p. 21 : la *tuberculose*.

qu'il contient, en outre de la *vapeur d'eau*, de l'**acide carbonique** et des **miasmes.**

Les miasmes sont des poisons très violents dont se débarrassent les poumons et qu'il est *très malsain* de respirer à nouveau.

L'air des logements dans lesquels on séjourne est donc rapidement vicié par les produits de la respiration, et il importe **de le renouveler.**

Il faut aérer souvent les appartements, notamment les **chambres à coucher** où séjournent souvent plusieurs personnes pendant huit ou dix heures de suite. On se trouvera bien d'assurer le renouvellement de l'air de la chambre à coucher soit en laissant la fenêtre entr'ouverte, soit au moyen de carreaux perforés à la partie supérieure de la fenêtre.

Il n'est pas dangereux de renouveler ainsi l'air d'une chambre pendant la nuit, même en hiver, pourvu qu'on prenne la précaution d'éviter les *courants d'air*, au moyen des rideaux, des volets, etc., et pourvu qu'on soit suffisamment *couvert* pour éviter le froid. C'est par la peau qu'on s'enrhume et non par la respiration. D'ailleurs, les dortoirs où couchent les tuberculeux en traitement sont aérés jour et nuit en toute saison.

Dans les pièces où séjournent de nombreuses personnes, salles de classe, etc., dans celles où des foyers lumineux absorbent en partie l'oxygène, il est indispensable d'assurer le **fréquent** renouvellement de l'air.

Les personnes qui vivent habituellement dans l'**air confiné** sont sujettes à contracter la redoutable **tuberculose.**

VI. — La peau.

La **peau** est l'enveloppe du corps (*fig.* 16).

Elle a trois rôles principaux :

1° Elle rejette les **déchets** de l'organisme ;

2° Elle absorbe, comme les poumons, de l'**oxygène** et rejette de l'**acide carbonique ;**

3° Elle régularise la **température** du corps.

Elle renferme aussi les extrémités des nerfs qui sont les organes du **toucher.**

Les *glandes sudoripares* fabriquent par jour plus d'**un litre de sueur.** La sueur amène à la surface de la peau les déchets rejetés par le corps. Ces déchets s'accumulent, bouchent les **pores** de la peau et peuvent finir par entraver la transpiration et la respiration de la peau. D'où la nécessité des ablutions fréquentes de *tout le corps*, et du nettoyage quotidien du visage et des mains. Les **mains** doivent de plus être nettoyées **avant chaque repas.**

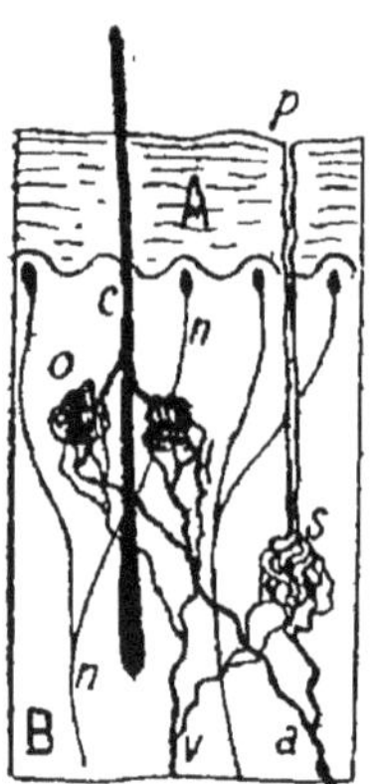

Fig. 16. — Coupe de la peau ; *a*, artère ; *v*, veine ; *o*, glandes sébacées ; *s*, glande sudoripare ; *n*, nerfs ; *p*, pore ; *c*, cheveu ; A, épiderme ; B, derme.

La malpropreté est une source de maladies.

L'usage des ablutions d'eau froide sur tout le corps, suivies de vigoureuses *frictions* sèches, a, en outre, l'avantage d'endurcir le corps au froid et de le préserver des **rhumes.**

La chevelure, où s'accumulent si facilement les poussières et les déchets produits par les glandes *sudoripares* et les glandes *sébacées*, demande des soins de propreté particuliers. On la préservera ainsi, en même temps, des répugnants *parasites* (poux) qui se développent dans les chevelures malpropres.

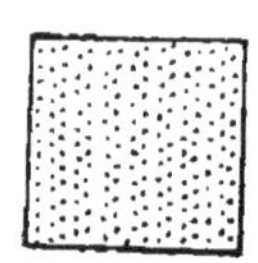

Fig. 17. Pores de la peau, 200 par centimètre carré.

VII. — La vue.

L'organe de la vue est l'œil (*fig.* 18).

Le **cristallin**, qui se trouve placé en avant de l'œil, est une sorte de loupe. Il a la propriété de **s'aplatir** quand on regarde des objets éloignés, de se **bomber** quand on regarde des objets rapprochés. De cette façon, l'image qui se forme au fond de l'œil est toujours *au point*, c'est-à-dire bien **nette.**

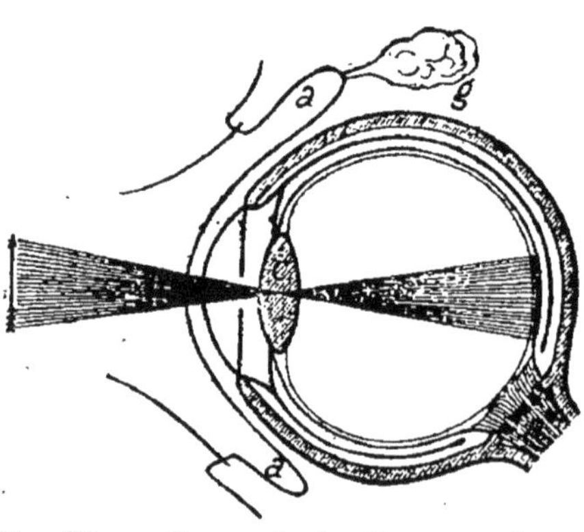

Fig. 18. — Coupe de l'œil ; *a*, conjonctive ; *c*, cristallin ; *n*, nerf optique.

Mais si l'écolier, par exemple, prend l'habitude de lire ou d'écrire en regardant de trop près (*fig.* 3), il force le cristallin à rester souvent et longtemps bombé. A la longue, cette sorte de loupe perd son élasticité et conserve *définitivement* sa forme bombée. Alors, l'œil ne peut plus voir distinctement les objets éloignés : il est atteint de **myopie.**

On est obligé, pour corriger ce défaut de la vue, de porter des lunettes dont les verres sont creux (*fig.* 19).

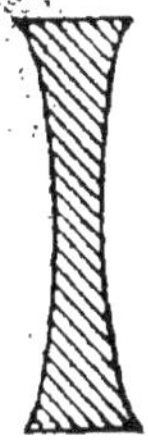

Fig. 19. Lentille concave pour myope.

Il est indispensable de s'habituer à lire et à écrire à la distance normale, c'est-à-dire à celle qui n'oblige pas le cristallin à ce travail de grossissement. La distance normale, pour la lecture et l'écriture, est d'environ **25 à 30 centimètres.**

Il ne faut pas non plus fatiguer la vue par la lecture prolongée de caractères trop fins.

L'œil est un organe des plus délicats dont il faut prendre grand soin.

On doit se garder de le frotter avec des doigts ou des objets malpropres, sous peine de voir naître une inflammation appelée **conjonctivite**, qui peut devenir très grave si elle dégénère en *conjonctivite granuleuse*[1] (maladie contagieuse).

Dès le commencement d'une inflammation de l'œil, il faut le laver avec de l'eau boriquée bouillie et chaude, au moyen d'un petit tampon d'ouate hydrophile parfaitement propre, qu'on jettera ensuite au feu.

VIII. — Le système nerveux.

Le système nerveux se compose du **cerveau**, de la **moelle épinière** et des **nerfs** (*fig.* 20).

Il est le siège de l'*intelligence*, de la *volonté*, et il commande à nos grandes *fonctions vitales* : digestion, circulation, respiration, etc.

Le système nerveux reste en bon état chez celui qui n'abuse pas de ses forces ou de ses organes, qui a une nourriture saine, qui respire un air pur et qui prend la quantité nécessaire de sommeil (huit heures environ).

Mais, par le **surmenage** ou l'alcoolisme, le système nerveux s'irrite, et la santé générale est compromise.

---

1. Voy. p. 35 : la conjonctivite des nouveau-nés.

Le cerveau n'acquiert la force d'*intelligence* et de *volonté* que chez ceux qui **exercent** cette intelligence et cette volonté.

Pour le cerveau, comme pour les muscles, *la rouille use plus que le travail.*

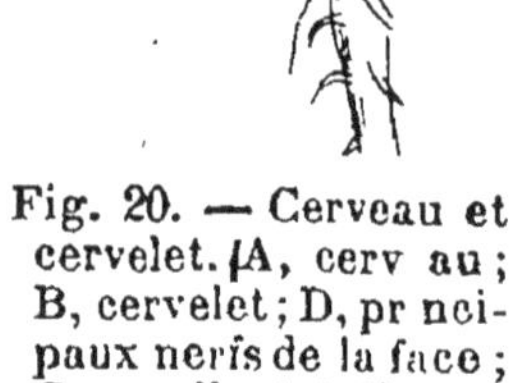

Fig. 20. — Cerveau et cervelet. A, cerv au ; B, cervelet ; D, pr ncipaux nerfs de la face ; C, moelle épinière.

L'homme complet est l'homme bien *équilibré*, c'est-à-dire celui dont le corps est *robuste* et l'esprit *cultivé.*

L'homme dont le métier est tout physique doit consacrer une partie de ses heures de loisir au développement de son intelligence, aux lectures, à l'étude, aux réflexions. A celui dont la profession est tout intellectuelle, les exercices physiques seront nécessaires pour assurer l'équilibre du corps et de l'esprit.

Enfin, le **moral** influe tout particulièrement sur le système nerveux, et, par suite, sur l'état général de la santé.

Une **conscience tranquille** assure un heureux fonctionnement du système nerveux et des organes auxquels il commande. Les **reproches de la conscience** produisent, au contraire, des perturbations[1] du système nerveux et des fonctions générales : outre les souffrances morales, le mauvais sommeil, les troubles de la digestion et de la circulation en sont les conséquences.

Deuxième partie.

LES MALADIES CONTAGIEUSES

I. — Ce qu'on entend par contagion.

En dehors des maladies qui sont directement causées par le mauvais fonctionnement de nos organes, il existe des maladies produites par l'invasion, dans notre corps, d'êtres

1. *Perturbations :* dérangements, troubles.

infiniment petits appelés **microbes**. On les appelle maladies **contagieuses**.

On dit qu'il y a **contagion** quand des microbes provenant d'une personne malade s'introduisent chez une autre personne et produisent chez cette dernière la maladie de la première.

Les maladies contagieuses sont aussi des maladies évitables.

II. — Les microbes.

Les **microbes** sont des êtres vivants tellement petits qu'ils échappent à la vue, et qu'il faut, pour les apercevoir, les regarder à travers le *microscope* (*fig.* 21).

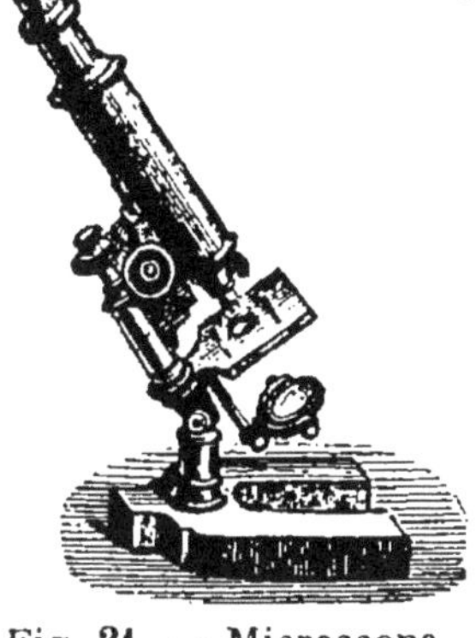

Fig. 21. — Microscope.

Certains microbes sont inoffensifs ou même utiles, mais d'autres sont extrêmement dangereux.

C'est grâce à un microbe que le vin peut se transformer en vinaigre, c'est grâce à un autre microbe que peut s'opérer la fermentation de la bière, etc. Mais c'est aussi grâce à un microbe qui s'introduit dans le corps de l'homme qu'un individu sain peut être atteint de la *fièvre typhoïde*, maladie qui cause souvent la mort.

Tel autre microbe produit la maladie appelée choléra, tel autre encore donnera lieu à la coqueluche, tel autre à la scarlatine, etc.

Chaque microbe a sa forme et son genre de vie particuliers (*fig.* 22).

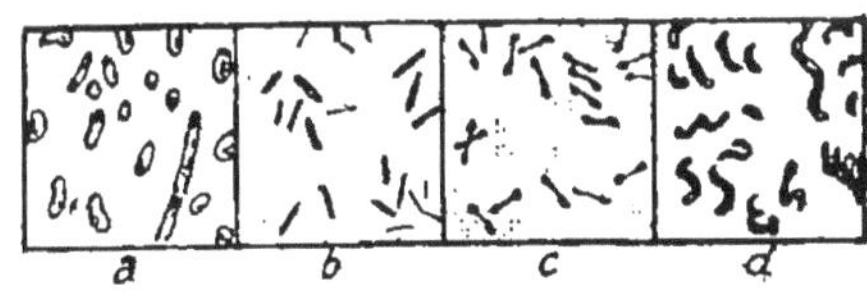

Fig. 22. — Différentes formes de microbes : *a*, microbe de la fièvre typhoïde ; *b*, microbe de la tuberculose ; *c*, microbe du croup ; *d*, microbe du choléra.

Certains d'entre eux sécrètent[1] des poisons violents dont l'action sur nos organes est désastreuse. Le microbe du *croup*, notamment, est dans ce cas.

Dans l'**air**, dans l'**eau**, dans le **sol**, les microbes existent en quantités prodigieuses, de sorte que nous vivons

---

1. *Sécréter*, donner naissance à certains produits chimiques.

au milieu d'eux, que nous en respirons, que nous en emportons après nos vêtements, après nos mains, que nous en absorbons avec nos aliments et nos boissons.

Quand on est dans une pièce d'appartement uniformément éclairée, il semble que l'air soit absolument pur et que rien n'y soit visible. Mais qu'un mince rayon de soleil y pénètre par le trou d'un volet et l'on apercevra aussitôt des myriades de **poussières** dont on ne soupçonnait pas la présence, mais qui étaient là.

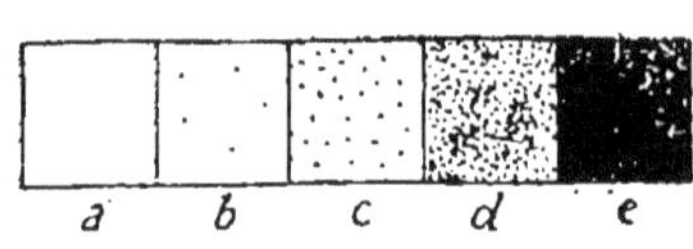

Fig. 23. — Quantité de poussières contenues dans un millimètre cube d'air : *a*, sur une haute montagne ou sur la mer; *b*, à la campagne, 5 à 6; *c*, dans une ville (beau quartier), 20 à 40; *d*, dans une ville (quartier populeux), 500; *e*, dans une chambre à coucher, 2000.

L'air des **appartements** en contient toujours trois ou quatre fois plus que l'air extérieur (*fig.* 23).

Mais ce ne sont là que les poussières *visibles*, débris de bois, de charbon, de plantes, d'insectes, etc., il y a bien d'autres poussières que nous n'apercevons pas, même dans le rayon de soleil, parce qu'elles sont infiniment petites, et dans ce nombre incalculable de poussières se trouvent presque toujours des **microbes dangereux**.

Les microbes pullulent surtout **dans les villes. A la campagne**, on n'en trouve qu'une quantité beaucoup moins grande. Au large de la mer, et sur les hautes montagnes, il n'en existe pas.

La plupart des microbes conservent leur pouvoir infectieux[1] pendant des mois, **des années**. *Ils ne sont pas détruits en hiver par le froid* : ils conservent leurs propriétés *même dans la glace*.

Ils ne peuvent être détruits que par le **soleil**, les hautes températures (100 ou 120 degrés) et les *antiseptiques*[2].

III. — La résistance aux microbes.

Tous les individus sont exposés à absorber des microbes, et, pourtant, tous ne deviennent pas malades. C'est parce

---

1. *Infectieux*, qui peut produire la contagion, l'infection. Les maladies contagieuses s'appellent aussi maladies infectieuses.

2. *Antiseptiques*, produits chimiques, tels que le sublimé, l'acide phénique, qui ont la propriété de tuer les microbes.

que les microbes ne trouvent pas chez tout individu un **terrain** où ils puissent vivre et se développer.

Les microbes, avant de pouvoir réussir à s'installer dans notre corps, doivent d'abord triompher des **globules blancs** (*fig.* 24).

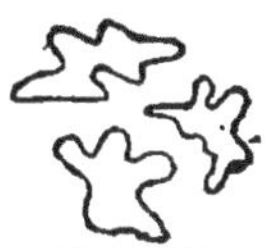

Fig. 24. Globules blancs.

L'homme sain, vigoureux, a de **nombreux** et **robustes** globules blancs qui le défendent contre les microbes.

Les globules blancs du sang sont les ennemis acharnés des microbes. Ils en sont, pour ainsi dire, affamés.

Toujours prêts à la lutte, les globules blancs peuvent être comparés à des chiens de chasse sans cesse occupés à flairer un gibier et bondissant sur lui dès qu'ils l'ont deviné.

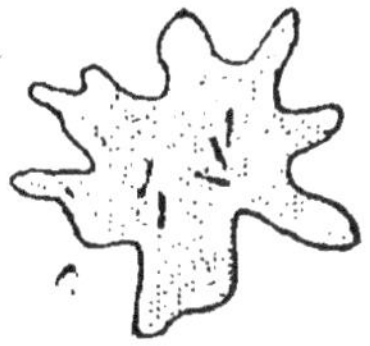

Un microbe vient-il à s'aventurer dans l'organisme, il est immédiatement assailli par les globules blancs qui l'entourent et le dévorent.

C'est cette merveilleuse organisation de la défense qui nous permet de résister aux innombrables ennemis qui nous entourent.

Fig. 25. Globule blanc détruisant les microbes de la tuberculose.

Mais nos globules blancs ne sont pas toujours victorieux. Leurs ennemis, les microbes, peuvent être les plus nombreux ou les plus forts. Alors, c'est le mal qui l'emporte : la maladie se déclare.

Un individu vient-il de faire une *longue maladie,* ou est-il affaibli par des *fatigues excessives*, ou est-il d'une constitution *peu robuste,* ou est-il anémié par le *manque d'air* ou de nourriture? Ses globules blancs, au lieu d'être alertes et vigoureux, sont *inertes* et peu disposés à la lutte.

Dans ce cas, l'envahissement des microbes est à redouter.

Il en est de même quand l'individu, si robuste qu'il soit, fait un **usage habituel d'alcool.**

L'alcool anéantit le pouvoir de résistance des globules blancs. Il les paralyse.

Le meilleur moyen d'éviter les maladies contagieuses est donc d'être en état de résistance, d'être **robuste.**

Or, on restera robuste si l'on suit les conseils de l'hygiène.

Bonne alimentation, grand air, lumière du jour, exercice, abstention d'alcool; tels sont les principaux facteurs de la résistance aux microbes.

Alimentation médiocre, air confiné, logement sombre, vie sédentaire, fatigues excessives, al-

coolisme; telles sont les principales causes de notre défaite dans la lutte contre les microbes.

IV. — La destruction des microbes.

Il est possible aussi de détruire les microbes avant qu'ils aient pu pénétrer dans notre organisme.

Un des plus puissants destructeurs de microbes est la **lumière du soleil.**

Un logement sombre où le soleil ne pénètre jamais est un logement **malsain,** parce que les microbes s'y développent en toute sécurité.

Un logement où le soleil entre à flots est, au contraire, un logement sain. Le proverbe dit avec raison : *Où le soleil entre, le médecin entre rarement.*

Le filtrage de l'eau, la **cuisson** du lait et des aliments, la rigoureuse propreté du logis et du corps sont aussi des moyens d'éviter les microbes.

Dans certains cas, la **désinfection** des appartements, du mobilier, du linge, l'**ébullition de l'eau** sont nécessaires. C'est, par exemple, en temps d'**épidémie,** ou lorsqu'une maladie contagieuse s'est déclarée dans la maison même. Presque tous les microbes sont détruits par la température de l'eau bouillante : **100 degrés.**

Il est difficile de réaliser soi-même la désinfection d'un appartement.

A Paris, et dans quelques grandes villes, est organisé un service municipal de désinfection à domicile. Au moyen d'un puissant pulvérisateur, on répand dans l'atmosphère, sur les murs et sur les parquets du *sublimé* en dissolution.

Le linge est emporté et passé dans des étuves où les microbes sont tués par la haute température.

Il est à souhaiter que chaque localité ait un appareil de désinfection à la disposition du public[1].

---

1. Procédés de désinfection d'un logement dans le cas où l'on ne peut avoir le service public de désinfection :

1° On fait brûler dans chaque pièce à désinfecter 40 grammes de soufre par mètre cube d'air, après avoir, au préalable, rendu l'air humide en faisant bouillir de l'eau dans la pièce pendant une demi-heure. On laissera ensuite la chambre fermée pendant vingt-quatre heures;

2° Après avoir, comme précédemment, rendu humide l'air de la pièce, on

Les chambres d'hôtel et d'auberge, où couchent des gens parfois atteints de maladies contagieuses, devraient être très souvent désinfectées.

PRINCIPALES MALADIES CONTAGIEUSES

V. — La tuberculose.

La **tuberculose** est la plus terrible des maladies contagieuses. Elle tue plus de monde à elle seule que *toutes les autres maladies contagieuses réunies*.

Elle cause annuellement, en France, **150 000 décès**, soit **plus de 17 par heure**.

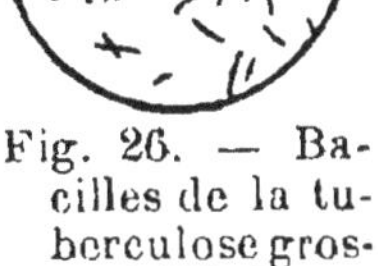

Fig. 26. — Bacilles de la tuberculose grossis 1 000 fois.

Le microbe de la tuberculose s'appelle *bacille de Koch*[1]. Il a la forme d'un petit bâtonnet. Il est si petit qu'il en faut environ *cinq cents*, mis bout à bout, pour faire 1 millimètre de longueur.

Ce microbe peut s'installer dans tous nos organes : poumons (phtisie pulmonaire) (*fig.* 28); cerveau (méningite); intestin (carreau); moelle épinière (mal de Pott); articulations (coxalgie); reins, etc.

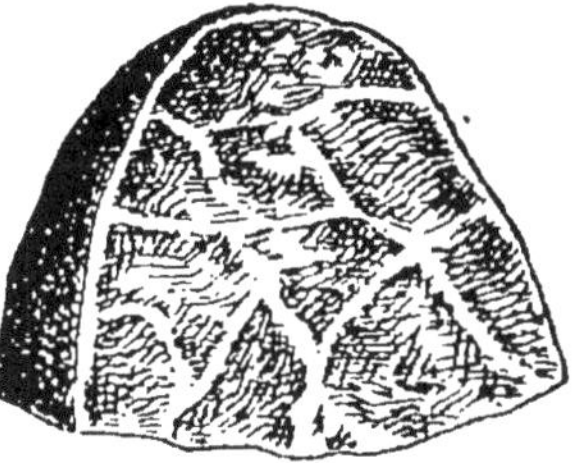

Fig. 27. — Portion de poumon sain.

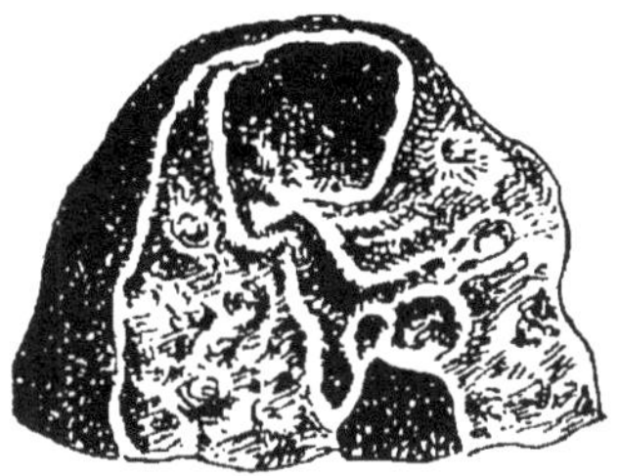

Fig. 28. — Portion de poumon tuberculeux.

Mais la tuberculose la plus fréquente est la **tuberculose des poumons**. C'est la maladie des poitrinaires.

---

pulvérisera en commençant par le haut de la pièce et en descendant progressivement un liquide appelé *triformométhylène* qui produit des vapeurs antiseptiques puissantes d'*aldéhyde formique*. On agira rapidement et en allant à reculons de façon à respirer le moins possible de ces vapeurs qui sont suffocantes.

Certaines lampes du commerce produisent de petites doses d'aldéhyde formique qui désinfectent à la longue tout l'air d'une pièce sans inconvénient pour les personnes qui y séjournent.

1. *Koch*, savant médecin allemand qui a découvert le microbe de la tuber-

La tuberculose est contagieuse. Le tuberculeux, **par ses crachats**, peut communiquer sa maladie à d'autres personnes.

Le tuberculeux tousse et **crache.** Ses crachats contiennent des **millions de bacilles** vivants. Les crachats desséchés sont emportés par le vent, mélangés à l'air et les bacilles sont respirés par d'autres poumons qui pourront, à leur tour, devenir tuberculeux.

Un phtisique peut cracher dans une journée **plus d'un milliard** de bacilles.

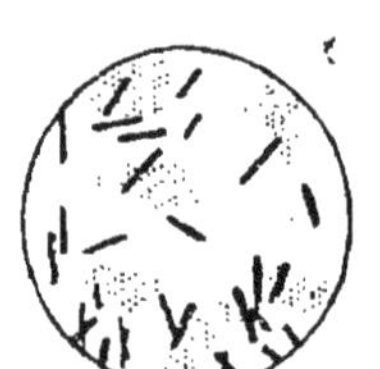

Fig. 29. — Portion de crachat de phtisique contenant des bacilles de la tuberculose. Cette figure ne représente que la millionième partie d'un crachat.

Les crachats des phtisiques sont la principale cause de la contagion de la tuberculose.

Dans les villes, où la population est très compacte, les tuberculeux sont nombreux, et nombreux aussi sont leurs crachats. Aussi, les chances de contagion sont-elles plus grandes qu'à la campagne.

Ainsi, les *douze mille* tuberculeux qui meurent chaque année à Paris, répandent, avant de mourir, par leurs crachats, d'innombrables germes qui causent, à leur tour, de nouvelles tuberculoses.

De plus, dans les villes, les logements sont trop souvent sombres, étroits, privés d'air. Le manque de soleil, le manque d'exercice, la cherté de la nourriture qui cause l'insuffisance de l'alimentation, donnent aux gens une résistance moins grande aux microbes.

C'est donc **à la campagne** qu'on échappe le plus facilement à la tuberculose.

Ni le contact du tuberculeux, ni son haleine ne sont dangereux : **seuls les crachats sont à redouter.**

Notons que le tuberculeux qui crache nuit à sa propre santé, car les microbes qu'il a expectorés, respirés par ses poumons, créeront de nouvelles lésions dans ses voies respiratoires et l'empêcheront de guérir.

En respirant, au contraire, un air pur, le tuberculeux peut très bien guérir.

---

culose en 1881. Un médecin français, *Villemin*, avait, dès 1865, affirmé la contagiosité de la tuberculose. *Bacilles*, microbes ayant la forme allongée.

VI. — La tuberculose (*suite*).

On se préoccupe avec raison de lutter contre la tuberculose. Il y a deux manières de l'enrayer[1].

1° **En s'efforçant, par une bonne hygiène, d'être en état de résister au mal.** (Voir pour cette hygiène le chapitre III : La résistance aux microbes.)

2° **En supprimant la mauvaise habitude de cracher à terre.**

Déjà certaines mesures ont été prises, dans quelques villes, contre la mauvaise habitude de cracher sur le sol. On défend de cracher sur le parquet des écoles. On recommande l'usage de crachoirs hygiéniques qui doivent être soigneusement lavés à l'eau bouillante.

Mais on n'a pas encore trouvé le moyen de fournir au public, dans la rue, la facilité de cracher hygiéniquement. Peut-être arrivera-t-on à répandre l'usage du crachoir de papier et du mouchoir de papier qui ne serviront qu'une fois et qui seront jetés dans des boîtes spéciales où ils seront détruits par les soins de la municipalité.

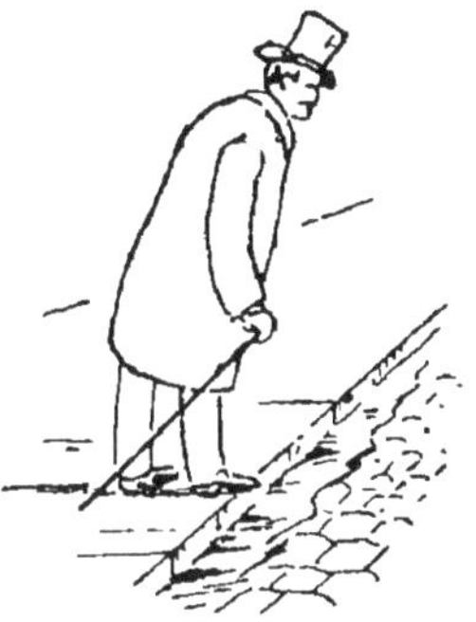

Fig. 30. — Dans la rue, crachez dans le ruisseau.

Quelle que soit la solution adoptée, il faudra que les Français, en bons citoyens, manifestent leur esprit de discipline sociale en suivant les recommandations qui leur seront données. Ainsi ils rendront un service considérable à leur pays tout en se préservant eux-mêmes du fléau.

En attendant la solution qui est à l'étude, il est bon de cracher **dans le ruisseau** (l'eau et le balayage entraînent les microbes), ou dans les lieux d'aisances, ou dans un mouchoir (le mouchoir doit être souvent changé), ou mieux encore dans un **crachoir** hygiénique.

Le crachoir à sable ou à sciure est mauvais. Seul, le crachoir placé au moins à 1 *mètre de hauteur* au-dessus du sol, et *renfermant un liquide antiseptique*, est bon. Ce liquide doit être jeté chaque jour dans la fosse d'aisances ou dans le feu, et le crachoir lavé à l'eau bouillante (*fig.* 31).

Tant que le microbe est dans un liquide, il n'est pas dange-

---

1. *Enrayer :* empêcher le développement, arrêter.

reux pour la respiration; mais, dès qu'il est **desséché,** il devient redoutable parce qu'il se mêle aux poussières de l'air.

Aussi, le **balayage à sec** doit-il être supprimé.

Il faut le remplacer par le **balayage humide.** On arrose le parquet, ou mieux, on le saupoudre de sciure de bois mouillée d'eau ou d'une solution *antiseptique*[1], ou bien on passe sur le sol un linge humecté de la même façon.

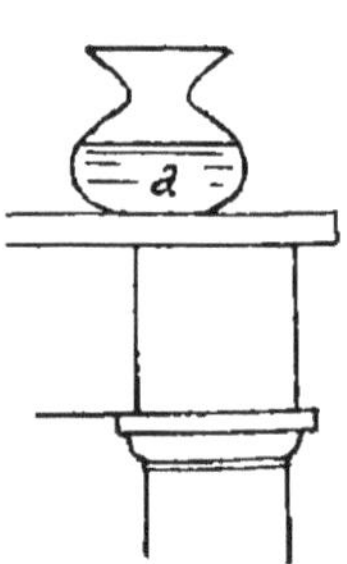

Fig. 31. — Dans l'habitation, crachez dans un vase contenant un liquide et placé à la hauteur de la poitrine.

Aucun balayage **à sec** ne doit être fait non plus sur la voie publique. On doit faire précéder le balayage d'un **arrosage.**

Pour nettoyer les meubles, on ne se servira pas du plumeau qui fait des nuages de poussière, mais on utilisera un **linge humide.**

Enfin, on procédera à une **cuisson** bien complète de la viande et on ne fera usage que de **lait bouilli.**

On évitera de consommer les produits alimentaires qui ont séjourné aux étalages, exposés aux poussières.

VII. — La fièvre typhoïde.

Le microbe de la **fièvre typhoïde** (*fig.* 32) se trouve surtout **dans l'eau.**

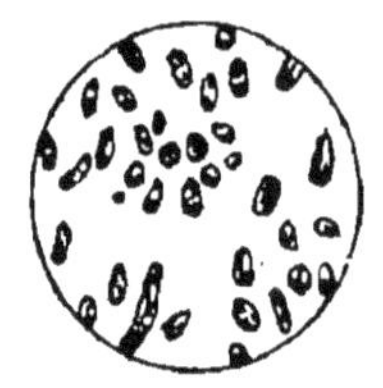

Fig. 32. — Microbes de la fièvre typhoïde.

Il suffit qu'une eau de source soit souillée par une infiltration provenant d'une fosse d'aisances, ou par toute autre cause analogue, pour que des cas de fièvre typhoïde se produisent chez les gens qui boivent de cette eau.

Il faut donc veiller à ce que les sources qui fournissent l'eau de table soient à l'abri de toute souillure.

Il est prudent aussi de **filtrer** l'eau destinée à être bue.

Quand des cas de fièvre typhoïde se produisent dans le voisinage, il ne faut boire que de l'eau **bouillie.** (Voir p. 32.)

---

1. Exemple de solution antiseptique *forte :*

Eau : 1000 grammes; Sulfate de cuivre : 50 grammes.

Cette solution, qui est un *poison*, est excellente pour le crachoir, mais elle

VIII. — La variole.

La **variole** est extrêmement contagieuse et redoutable. Elle défigure ceux qu'elle ne tue pas.

Heureusement, on peut l'éviter avec la plus grande facilité : il suffit, pour cela, de se faire **vacciner**, puis **revacciner** huit ou dix ans après, car les propriétés préservatrices du vaccin ne durent qu'une dizaine d'années environ.

En cas d'épidémie de variole, il faut se faire immédiatement revacciner.

IX. — Autres maladies contagieuses.

La diphtérie. — La **diphtérie** peut prendre aussi le nom d'*angine couenneuse* ou de **croup**. Elle est caractérisée par la présence de membranes blanches dans la gorge. Elle est très contagieuse (*fig.* 22).

Cette maladie est des plus dangereuses, non seulement parce que les membranes peuvent asphyxier le malade, mais parce que les microbes qui la produisent sécrètent de redoutables poisons. Elle est devenue beaucoup moins redoutable depuis la découverte du **Dr Roux**, qui a inventé un *sérum*[1] au moyen duquel on peut enrayer la maladie, à la condition d'agir dès les premières manifestations.

La coqueluche. — La **coqueluche** frappe de préférence les jeunes enfants. On la reconnaît à la quinte de toux qui rappelle le chant du coq.

Elle est très contagieuse, et l'on doit éviter avec soin de mettre le malade en rapport avec d'autres enfants. L'enfant atteint de coqueluche doit donc être écarté de l'école jusqu'à complète guérison.

---

est cependant insuffisante pour détruire les microbes contenus *dans* les crachats. *Il n'existe pas, actuellement, d'antiseptique assez puissant pour détruire les microbes incorporés dans les crachats.*

Pour avoir une solution *faible*, ajouter à la solution forte son volume d'eau. La solution faible est suffisante pour le balayage.

1. *Sérums :* liquides servant à vacciner contre certaines maladies.

Rougeole. — La **rougeole** est une maladie généralement sans gravité par elle-même, mais très contagieuse. Les suites en peuvent être graves si on n'évite avec soin tout refroidissement pendant la maladie.

Scarlatine. — La **scarlatine** est très contagieuse, non seulement à son début, mais encore et surtout pendant la convalescence.

Le moindre objet touché par le malade, livre, jouet, vêtement, peut communiquer la maladie à d'autres personnes. Comme pour la diphtérie, les objets souillés conservent leur pouvoir infectieux *pendant plusieurs années*.

Grippe. — La **grippe** est une sorte de rhume contagieux, de forme dangereuse, qui se communique, comme presque toutes les maladies de poitrine, par les crachats.

La rage. — La **rage**, si redoutable autrefois, est pour ainsi dire vaincue depuis la découverte du grand **Pasteur.**

Dès qu'une personne a été mordue par un chien enragé, il faut la conduire à l'**Institut Pasteur**[1], où elle sera *vaccinée* avec le sérum spécial.

Il faut éviter de jouer avec des chiens qu'on ne connaît pas. Il ne faut pas se fier non plus à ceux que l'on connaît, dès qu'on remarque chez eux des symptômes anormaux : agitation, inquiétude, soif, colère, aboiements rauques, écume aux lèvres. La loi prescrit l'**abatage immédiat** des animaux atteints de rage, ainsi que des chiens et des chats seulement *suspects* de rage.

Le charbon. La morve. — Ce sont des maladies très graves qui atteignent les animaux, mais qui peuvent être aussi transmises à l'homme.

Il suffit d'un simple contact des mains pour que le microbe de ces maladies soit communiqué à l'homme.

Il faut donc éviter de toucher aux animaux que l'on soupçonne

1. Adresses des Instituts Pasteur en France : à **Paris**, 25, rue Dutot; — à **Lille**, boulevard Louis XVI; — à **Lyon**, rue de Béarn; — à **Marseille**, au château du Pharo; — à **Montpellier**, 22, boulevard Henri IV; — à **Alger**, chemin des Sciences (Mustapha).

d'être atteints, ou se munir de gants qui seront ensuite soigneusement désinfectés.

Pasteur a découvert un vaccin qui préserve les animaux du *charbon*, mais qui doit être renouvelé tous les ans.

La loi oblige toute personne ayant la propriété ou la garde d'un animal atteint d'une maladie *contagieuse* **à en faire la déclaration** au maire de la commune.

La loi prescrit l'**abatage immédiat** des animaux atteints de peste bovine; et, quand la maladie est reconnue incurable par le vétérinaire, l'abatage des animaux atteints de *morve*, de *farcin*, de *charbon*.

La pelade; la teigne. — Ces deux maladies contagieuses font tomber les cheveux par place ou totalement.

On peut les contracter en caressant des animaux; ou en *se coiffant* du chapeau d'une personne atteinte de la maladie; ou bien chez le coiffeur, quand le peigne, les ciseaux, les brosses ou le rasoir ont été contaminés.

Ne mettez donc jamais sur votre tête, par plaisanterie, le chapeau qui ne vous appartient pas.

Chez beaucoup de coiffeurs, les brosses, les peignes sont, après avoir servi au client, mis dans une étuve. Le tranchant des ciseaux et du rasoir est passé à la flamme; le blaireau trempé dans une solution antiseptique[1].

Ces précautions sont excellentes, surtout pour le rasoir dont la plus légère coupure peut transmettre de terribles maladies.

Choléra; peste. — Ces maladies effrayantes restent localisées en Orient, grâce aux sévères mesures prises dans les ports de l'Europe pour empêcher leur introduction.

Troisième partie.

CONSEILS PRATIQUES

I. — Le logement.

Si l'on pouvait choisir le pays où l'on doit demeurer, il faudrait, sans hésiter, préférer **la campagne** à la ville.

---

1. On emploie généralement pour ce genre de solution (poison) : Eau : 1 litre ; — Sublimé : 1 gr. ; — Acide chlorhydrique : 3 gr.

Si on a le grand avantage d'habiter la campagne, c'est folie, à moins de nécessité absolue, de la quitter pour la ville.

A la ville, il faut, bon gré mal gré, respirer des milliers de microbes chaque jour.

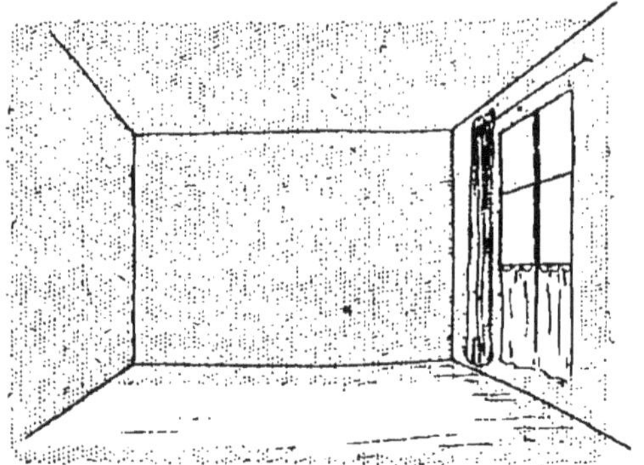

Fig. 33. — Rideaux hygiéniques laissant pénétrer la lumière directe jusqu'au fond de la pièce.

A la campagne, l'air est beaucoup plus pur, et, par suite, la santé est meilleure, les chances de **tuberculose** et d'autres maladies contagieuses beaucoup moins grandes. *Il y a de trois à cinq fois plus de tuberculeux à la ville qu'à la campagne.*

Il faut choisir, quel que soit l'endroit où l'on demeure, un logement séparé du sol au moins **par une cave**, afin d'éviter l'**humidité** de la terre.

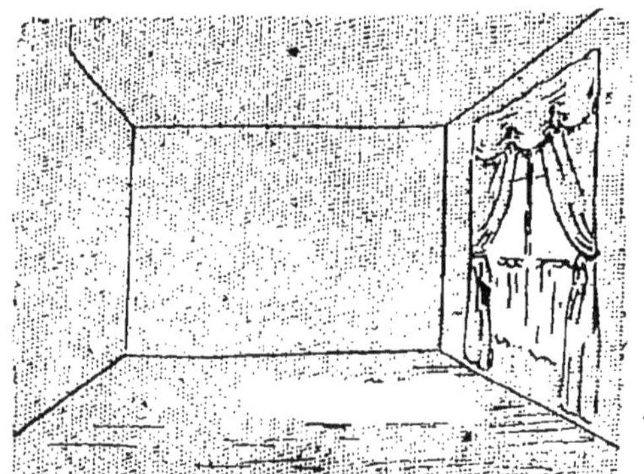

Fig. 34. — Mauvais rideaux empêchant la lumière directe de pénétrer jusqu'au fond de la pièce.

Le premier étage est toujours préférable au **rez-de-chaussée.** Les étages supérieurs sont les plus sains, parce que *plus on s'élève, plus les poussières et les microbes sont rares, et moins la lumière est masquée.*

Le logement devra être **exposé au soleil.**

La meilleure exposition est celle du **levant.** La plus mauvaise est celle du **nord**, qui ne reçoit jamais le soleil.

Les meilleures fenêtres sont les plus grandes et les plus **hautes** (*fig.* 33).

On ouvrira souvent toutes grandes les fenêtres, surtout le matin, pour laisser pénétrer l'air extérieur qui remplace

l'air vicié, et le **soleil** qui combat l'humidité et purifie tous les endroits où il pénètre.

Le soleil est un puissant antiseptique.

On évitera, dans le logement, tout ce qui peut donner lieu à l'accumulation des poussières, tout ce qui peut empêcher l'air ou la lumière de pénétrer.

Des murs badigeonnés chaque année *à la chaux* sont bien préférables aux papiers et aux tapisseries auxquels s'accrochent toutes les poussières malsaines.

Tous les rideaux qui entourent le **lit** et empêchent l'air de circuler sont **malsains**. Les rideaux de fenêtres les meilleurs sont ceux qu'on peut laver.

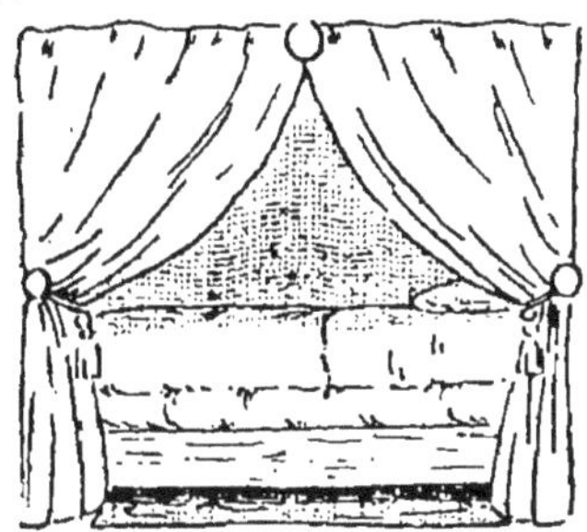

Fig. 35. — Rideaux de lit antihygiéniques. Ils empêchent l'air de circuler.

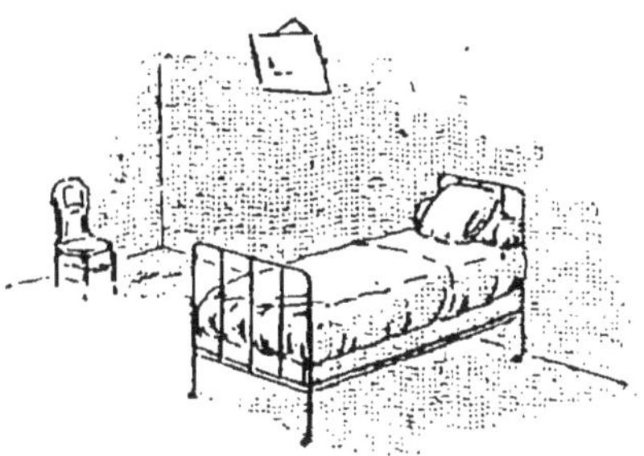

Fig. 36. — Lit hygiéniquement aménagé. L'air circule partout librement.

Les parquets qui peuvent être lessivés sont aussi préférables aux autres.

Il faut que la disposition des meubles et des objets soit telle qu'on puisse tous les jours nettoyer le logement **dans tous les coins** et sous les meubles.

Tous les endroits où les poussières peuvent s'accumuler, où l'araignée peut tisser sa toile, sont malsains.

Les fosses d'aisances devront être absolument *étanches*[1], ou mieux encore, *mobiles*.

Les fosses à *fumier* doivent être éloignées autant que possible des habitations. La maison devra aussi être éloignée de

1. *Etanches :* sans trous, sans fissures qui puissent laisser passer les liquides.

toute mare ou pièce d'*eau stagnante*, et autant que possible des usines[1].

Les *eaux ménagères* ne devront pas non plus stationner près de la maison et y croupir.

Il est dangereux, à cause de l'humidité, d'habiter une maison qui vient d'être bâtie.

Avant d'entrer dans un nouveau logement, on devra s'assurer que le précédent locataire n'était atteint d'aucune maladie contagieuse. Pour éviter la contagion, on fera désinfecter le logement.

Air, lumière, propreté, telles sont les conditions essentielles que réclame un logement sain.

Chauffage. — Le meilleur chauffage est celui de la cheminée.

Les poêles ne sont sains que s'ils ont un bon tirage et s'ils ne rougissent pas.

Les poêles à **combustion lente** sont la cause d'empoisonnements lents ou rapides à cause de l'**oxyde de carbone** qu'ils dégagent et qui peut être refoulé dans la pièce. Le poêle *rouge* se laisse aussi traverser par l'oxyde de carbone.

On ne doit jamais fermer complètement la clef régulatrice du tirage : les gaz de la combustion seraient refoulés dans le logement.

Le chauffage par circulation de vapeur d'eau est excellent. Un récent dispositif permet de chauffer économiquement, par la vapeur d'eau, un appartement entier au moyen du fourneau de cuisine.

Les cheminées doivent être ramonées tous les ans, afin d'éviter les incendies par les feux de cheminée.

II. — Le vêtement.

Le vêtement doit varier avec le **climat** et la **saison.**

---

1. Les eaux stagnantes, même en très petite quantité, permettent le développement des *moustiques* dont les piqûres peuvent transmettre diverses maladies contagieuses. Le pétrole jeté à la surface des eaux stagnantes empêche l'éclosion des moustiques.

Cependant, en toute saison, les vêtements de **laine** sont préférables aux vêtements de **coton** ou de **toile**.

Le coton et la toile se laissent trop facilement traverser par la vapeur d'eau provenant de la sueur, par la pluie ou par les courants d'air.

Ils exposent, par suite, aux refroidissements et aux rhumes, même en été. Mais ils sont précieux pour constituer le linge de corps, chemise, caleçon, bas, etc., à la condition d'être souvent **lavés.**

On fera bien de porter un léger vêtement de laine en été, et, en hiver, des vêtements de laine plus épais et plus chauds.

Les vêtements noirs absorbent la chaleur et sont, par suite, à rejeter pour l'été.

En hiver, il est nécessaire, quand on passe d'une pièce chaude à l'air vif du dehors, de se recouvrir d'un *chaud vêtement de laine.*

Les vêtements qui **serrent** la poitrine ou l'estomac, tels que le **corset**, sont malsains. Le corset n'est sain qu'à la condition de ne pas comprimer les organes de la respiration et de la digestion.

Il est d'un excellent usage de s'habituer à rester tête nue, même en hiver. Les coiffures lourdes et épaisses causent la chute des cheveux.

Le vêtement imperméable de caoutchouc est malsain : il empêche l'évaporation de la sueur et la respiration de la peau. On doit le prendre aussi ample que possible et ne s'en servir que momentanément.

III. — **L'eau.**

Une bonne eau potable doit être parfaitement *claire*, sans saveur, ni sans odeur. Elle doit *cuire les légumes* sans les durcir, et dissoudre le *savon* sans faire de grumeaux. Elle ne doit contenir aucun **microbe dangereux**.

Les eaux de source doivent venir d'une assez grande *profondeur*, être complètement isolées de toute *infiltration* provenant des fosses d'aisances, des écuries, des égouts ou des fosses à fumier. Elles doivent être à l'abri de toute souillure provenant de déchets animaux ou humains.

Les parois des citernes doivent être absolument imperméables.

Il est prudent de boire de l'eau **filtrée.**

En temps d'épidémie, l'eau doit être **bouillie.**

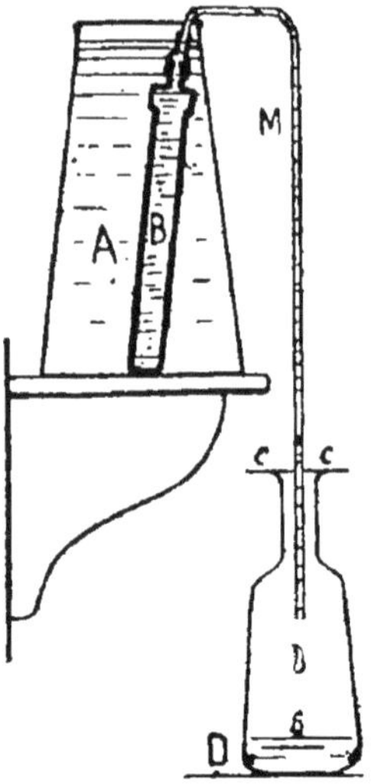

Presque tous les filtres utilisés ne donnent qu'une eau *insuffisamment filtrée* et laissent passer les microbes. Les filtres de sable, de grès, de charbon sont très insuffisants. Les filtres de porcelaine sont bons, à condition d'être soigneusement *nettoyés* et *stérilisés.*

Fig. 37. — Filtre excellent. A, eau à filtrer; B, bougie Chamberland; M, tuyau de caoutchouc ou de verre; *cc*, disque de carton perforé; D, eau filtrée. (Prix total, environ 3 fr.)

IV. — L'alcool et le tabac.

L'alcool. — L'alcool est un **poison.** Qu'il soit introduit dans le corps sous forme de **petits verres** ou d'**apéritifs,** il diminue les forces et l'intelligence, produit des désordres violents qui peuvent atteindre tous les organes et qu'on désigne sous le nom d'**alcoolisme.**

L'alcool est le pourvoyeur des **hôpitaux,** des **prisons** et des **asiles d'aliénés.** Le buveur est exposé plus que tout autre aux *maladies contagieuses. Il faut s'abstenir absolument d'alcool distillé*[1].

L'usage modéré des **boissons fermentées,** vin, bière, cidre, est sans inconvénient. Cependant, les enfants ne doivent boire ces boissons que coupées de beaucoup d'eau.

Le tabac. — L'usage du **tabac,** beaucoup moins dangereux que celui de l'alcool, offre cependant de graves inconvénients.

Le tabac renferme un poison violent, la **nicotine,** dont le fumeur, heureusement, n'absorbe qu'une petite partie. Mais, par l'usage répété du tabac, la nicotine finit par avoir une action funeste sur le **cerveau** dont elle diminue les facultés.

Le fumeur s'expose, de plus, aux irritations des voies respiratoires : gorge, larynx, bronches, aux rhumes et aux bronchites.

Fumer *dans un appartement* est particulièrement mauvais, parce qu'on respire la fumée irritante pour les poumons.

Enfin, une maladie parfois mortelle, le *cancer* des fumeurs, peut atteindre la langue du fumeur invétéré.

L'action du tabac est toujours **funeste** pour les enfants.

1. Pour les effets physiques, moraux et sociaux de l'alcoolisme, voir notre brochure l'*Alcoolisme* (Belin, éditeur).

HYGIÈNE DU PREMIER AGE

Rien de plus délicat, de plus frêle qu'un enfant nouveau-né. L'allaitement de l'enfant nouveau-né par **sa mère,** ou à défaut de la mère, par une nourrice, est le **meilleur.**

Le **lait** doit constituer la principale nourriture de l'enfant pendant un an au moins. Toute nourriture *solide* dans la première année est très dangereuse : c'est elle qui fait le plus de victimes chez les jeunes enfants.

Il est dangereux de coucher l'enfant avec sa mère.

En cas d'insuffisance du lait de la mère, on peut, à partir des trois premiers mois, alterner l'allaitement maternel avec l'allaitement artificiel.

Allaitement artificiel. — Si la mère ne peut allaiter, ou si l'on ne peut se procurer une nourrice, il faut nourrir l'enfant avec du lait d'ânesse, de vache ou de chèvre.

Le lait de vache ou de chèvre devra être donné ainsi :

Pendant les *huit premiers jours* après la naissance :

1 partie de lait pur pour 2 parties d'eau tiède :

Deux à trois cuillerées à bouche toutes les deux heures.

Pendant *le reste du mois :*

1 partie de lait pur pour 1 partie d'eau tiède :

Quatre à cinq cuillerées à bouche toutes les deux heures.

A partir du *deuxième mois*, le lait pourra être donné **pur** à la dose d'un demi-verre environ toutes les deux heures.

A partir du *troisième mois*, cette dose sera portée à un verre toutes les trois heures.

Les proportions de lait pur et d'eau peuvent varier d'ailleurs avec l'état de santé et les besoins de l'enfant.

Pour éviter les maladies contagieuses qui peuvent être transmises par le lait des animaux, notamment la **tuberculose** qui se manifeste souvent chez les enfants sous forme de *méningite* (tête) ou de « *carreau* » (intestin), il faut **stériliser** le lait.

Voici la meilleure manière d'opérer :

Dans une sorte de marmite sont placés cinq ou six flacons contenant chacun la quantité de lait nécessaire à un repas. On verse de l'eau jusqu'au niveau du lait des flacons, qui sont laissés ouverts. On ferme la marmite et on la porte sur le feu. A partir du moment où l'eau bout, *on laisse bouillir 40 minutes.* On sort ensuite les flacons, et l'on ferme en posant sur chacun d'eux une rondelle de caoutchouc très propre.

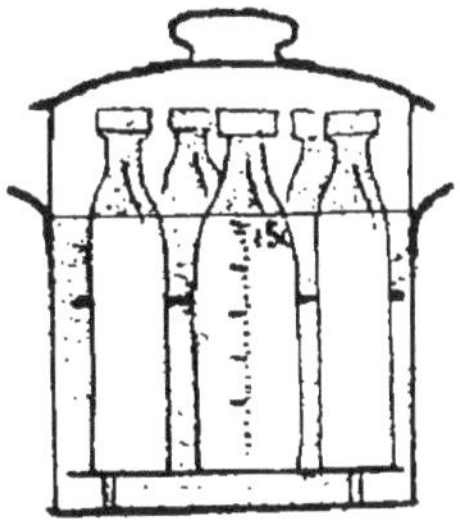

Au moment de s'en servir, on fait tiédir le lait en plaçant le flacon dans l'eau chaude et on le munit d'une tétine *absolument propre.*

Aussitôt après usage, le flacon doit être soigneusement lavé à l'eau chaude, et la tétine doit séjourner dans l'eau *bouillie.*

Fig. 38. — Marmite à stériliser le lait.

Une tétine malpropre, renfermant des restes de lait des repas précédents, peut être cause d'accidents intestinaux : coliques, diarrhées. A plus forte raison, les **tubes** dont on munit encore certains biberons sont-ils **dangereux** et causent-ils la plus grande partie des décès chez les enfants élevés au biberon.

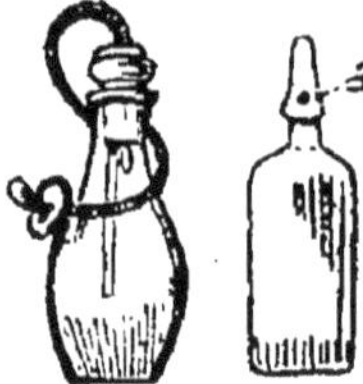

Fig. 39.
Biberon malsain. Biberon sain.
a, prise d'air.

Lorsque, vers le septième ou huitième mois, l'appétit de l'enfant n'est plus satisfait par le lait seul, ou lorsque ses digestions ou sa croissance en souffrent, on peut ajouter au lait soit du pain blanc, soit de la farine de froment séchée au four, du tapioca, etc., dont on fera des potages clairs. *Plus tard*, on pourra remplacer le lait par du bouillon de bœuf léger, pour préparer l'enfant au sevrage.

Sevrage. — Le sevrage ne doit se faire qu'après la sortie des douze premières dents. On doit éviter de choisir pour le sevrage le moment où se produit une éruption dentaire active[1] ou une indisposition de l'enfant. Il est dangereux de l'opérer au moment des grands froids ou des grandes chaleurs.

Il ne doit se faire que par degrés, c'est-à-dire que, lorsqu'on a préparé progressivement l'enfant à des aliments nouveaux : potages légers, au lait ou au bouillon. Viendront ensuite les œufs frais, le pain trempé dans du jus de viande, des légumes farineux. Mais il ne faut pas permettre l'**usage de la viande** avant la sortie des **grosses dents**.

Tant que l'enfant n'est pas sevré, il ne doit manger ni gâteaux, ni sucreries.

Jamais l'enfant ne doit boire de **vin pur**, quel que soit son âge. Même précaution pour le cidre ou la bière.

Soins hygiéniques. — La chambre de l'enfant sera aérée, mais suffisamment chaude.

Chaque matin, on fera la toilette de l'enfant avant le repas. Cette toilette se composera d'un **bain** de quelques minutes; du nettoyage de **la tête**, sur laquelle on ne laissera accumuler ni crasse, ni **croûtes**; du changement de **linge**.

Il faut que les vêtements de l'enfant lui laissent une certaine **liberté de mouvements**; il n'en sera que *plus robuste* et *mieux conformé*.

Il faut le préserver du froid et de l'excès de la chaleur. Mais on lui fera faire en toute saison, à partir des quinze premiers jours qui suivent sa naissance, une sortie au grand air qui aura lieu, en hiver, au moment le plus chaud de la journée.

Il est très malsain d'entourer le berceau de l'enfant de *rideaux* qui **le privent d'air.**

Il ne faut pas obliger un enfant à **marcher trop tôt** (voir page 3).

Il ne faut pas l'habituer à être **bercé** : les mouvements continus du bercement dans les bras peuvent avoir des inconvénients pour sa santé.

---

1. *Eruption dentaire active :* sortie d'une ou plusieurs dents avec fièvre ou fatigue.

Ses moindres **indispositions** (toux, coliques, **diarrhées,** vomissements) feront l'objet des plus grands soins. Si elles persistent pendant plus de vingt-quatre heures, il faudra appeler le **médecin.**

L'enfant sera **vacciné** dans les trois premiers mois de sa naissance.

On surveillera d'une façon toute particulière les yeux de l'enfant. C'est surtout chez les nouveau-nés qu'est à craindre la *conjonctivite* qui dégénère en **ophtalmie purulente** et *ophtalmie granuleuse.*

Presque tous les aveugles, sauf ceux qui étaient aveugles de naissance, auraient pu être préservés de cette terrible infirmité si on avait pris la simple précaution suivante :

Laver les yeux des enfants. dès leur naissance et au premier symptôme d'inflammation, avec de l'eau *bouillie* boriquée légèrement chaude, au moyen d'un tampon d'ouate hydrophile qui sera jeté dès qu'il aura touché l'œil.

Suivre les mêmes indications quand, plus tard, l'enfant aura une inflammation des paupières ou du globe de l'œil.

AUTOUR DU MALADE

Quand une personne est appelée à soigner un malade atteint d'une *maladie contagieuse*, ou à vivre auprès de lui, elle doit prendre des précautions particulièrement minutieuses.

Elle ne devra jamais *manger* dans la chambre du malade.

Elle ne se mettra jamais à table sans s'être nettoyé les *ongles* et lavé les mains *au savon*. Elle se rincera fréquemment, et particulièrement avant les repas, l'arrière-bouche et les fosses nasales. Elle se lavera souvent le visage avec de l'eau bouillie boriquée (50 grammes d'acide borique pour 1 litre d'eau).

Chaque jour, elle fera au moins une heure de promenade au grand air.

Il sera bon qu'elle revête, en entrant dans la chambre du malade, une grande blouse, qu'elle quittera chaque fois qu'elle sortira de la pièce.

Dans toutes les maladies contagieuses où le malade crache (tuberculose, fluxion de poitrine, rougeole, diphtérie, congestion pulmonaire, coqueluche, bronchites, etc.), les crachats seront recueillis *non dans un mouchoir*, mais dans un *crachoir* de porcelaine ou de verre contenant un liquide antiseptique. Le crachoir sera vidé chaque jour dans le feu ou dans la fosse d'aisances, mais jamais dans la rue, la cour, le jardin ou sur le fumier.

On évitera l'encombrement de la chambre du malade par des tentures ou des rideaux.

On ne pratiquera jamais de balayage ou d'époussetage *à sec*, mais on utilisera le balayage humide ou, mieux, le *lavage* avec la solution faible (voir page 25).

On renouvellera autant que possible l'air de la chambre.

Les linges utilisés par le malade seront passés à l'eau bouillante pendant au moins *une demi-heure* avant d'être donnés au blanchissage.

Tous les objets de toilette ou de table à l'usage du malade seront réservés *à lui seul* et passés à l'eau bouillante. Les jouets des enfants malades seront brûlés.

On désinfectera les cabinets d'aisances et les vases avec la solution *forte* (voir page 24, note 1).

On devra faire *désinfecter* la chambre dès que le malade l'aura quittée.

SUJETS DE RÉDACTION POUR LE CERTIFICAT D'ÉTUDES PRIMAIRES

1. Que pensez-vous du proverbe : « La rouille use plus que le travail. » Montrez qu'il s'applique à la santé de l'homme.

2. Que savez-vous des os? Quelles précautions doit-on prendre pour que les os conservent une bonne forme et une bonne direction? Montrez les inconvénients, pour les os, de la mauvaise tenue en écrivant ou en lisant.

3. Comment acquiert-on la force musculaire? Est-ce par l'inaction ou par l'exercice? Quels sont les avantages de la gymnastique?

4. A quoi servent les dents? Montrez la nécessité d'avoir de bonnes dents. Quelles précautions doit-on prendre pour conserver ses dents en bon état?

5. A quoi servent les aliments? Quelles sont les principales sortes d'aliments? Comment doit-on se nourrir?

6. Quelles sont les principales règles à observer pour assurer le bon fonctionnement de l'estomac? Influence de l'alcool sur la digestion.

7. Que savez-vous du sang? A quelles conditions conserve-t-on un sang riche en globules? Rôle de l'alimentation et du grand air.

8. Comment doit-on respirer? Pourquoi? Dites ce que vous savez des poussières de l'air, des microbes, de la tuberculose. Où se trouve l'air le plus pur?

9. Que savez-vous de la peau? Comment peut-on assurer le bon fonctionnement des glandes de la peau? Quelle est l'utilité des bains?

10. Que savez-vous de la structure de l'œil? Comment peut-on éviter la myopie?

11. L'intelligence peut-elle se développer par l'exercice? Donner deux exemples. A quelles conditions conserve-t-on la santé du système nerveux. Rôle de l'alcool.

12. Qu'entend-on par maladies contagieuses? Expliquer comment les microbes causent la contagion. Citez quelques maladies causées par les microbes.

13. Quelles précautions doit-on prendre pour résister aux microbes? Qu'est-ce que les globules blancs; quel est leur rôle? Effets de l'alimentation, du grand air, des excès, de la fatigue, de l'alcoolisme sur la résistance aux microbes?

14. Que pensez-vous du proverbe : Où le soleil entre, le médecin entre rarement? Pourquoi est-il utile de laisser l'air et le soleil entrer dans les pièces d'habitation?

15. Qu'est-ce que la tuberculose? Comment devient-on tuberculeux? Pourquoi ne doit-on pas cracher à terre? L'alcoolisme a-t-il quelques effets sur la tuberculose?

16. Vous avez lu un avis priant le public de ne pas cracher à terre. Que pensez-vous de cette mesure? Dangers des crachats pour la propagation de la tuberculose.

17. Si vous aviez à choisir un logement, quelles précautions hygiéniques penseriez-vous devoir suivre au point de vue de l'air, de la lumière, du soleil? Préféreriez-vous le rez-de-chaussée ou un étage supérieur? Pourquoi?

18. Quelles sont les principales règles qui doivent présider à l'ameublement et à l'entretien d'un logement? Quelles sont les principales règles à suivre pour la propreté du logis (*filles*)?

19. Dites ce que vous savez du vêtement. Son utilité. Sa variété selon les saisons et les climats. Quels sont les meilleurs vêtements, ceux de laine ou de coton? Pourquoi?

20. Quelles sont les qualités principales d'une bonne eau potable? Dangers de l'eau de mauvaise qualité. Quelle précaution doit-on prendre pour avoir de l'eau saine : 1° en temps ordinaire; 2° en temps d'épidémie?

21. Qu'est-ce que l'alcoolisme? Quels sont les principaux dangers, pour la santé, de l'usage de l'alcool?

22. Quels sont les principaux dangers de l'usage du tabac?

23. Quelles précautions doit prendre la personne appelée à vivre auprès d'un malade atteint d'une maladie contagieuse, la tuberculose, par exemple?

24. Quelle est la meilleure nourriture qui convienne à l'enfant pendant la première année de la vie? Parlez du sevrage. Quels soins particuliers sont encore nécessaires au jeune enfant (*filles*)?

www.ingramcontent.com/pod-product-compliance
Ingram Content Group UK Ltd.
Pitfield, Milton Keynes, MK11 3LW, UK
UKHW020952220726
13924UKWH00002B/638

9 782019 943974